CATÉCHISME

D'HYGIÈNE

l'usage des Enfants.

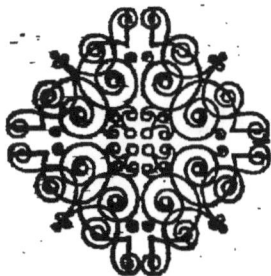

LILLE,

Chez PETITOT, Libraire, rue Neuve, 37.

1851.

$T_c \, {}^{31}_{9,6}$
A

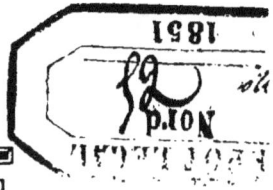

CATÉCHISME

D'HYGIÈNE

A l'usage des Enfants,

PAR LES DOCTEURS

CH. PILAT & GOSSELET.

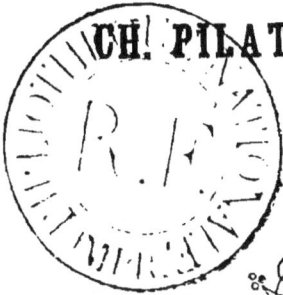

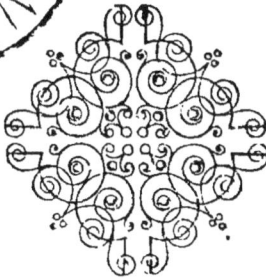

LILLE,

IMPRIMERIE DE LEFEBVRE-DUCROCQ.

1851.

PRÉFACE.

Le Catéchisme d'hygiène vient combler une des lacunes de l'enseignement élémentaire et satisfaire à une nécessité reconnue par l'expérience, en répandant, au sein des populations, les préceptes les plus simples d'une science qui a pour but la conservation de la santé.

C'est à l'enfance que nous nous adressons, car c'est elle principalement qu'il est possible de préparer à un meilleur avenir, par des notions simples et pratiques sur tout ce qui touche au bien-être matériel et moral.

L'enfance, exempte des préjugés et des habitudes enracinés dans la génération actuelle, sera par cette étude plus apte à comprendre par la suite le but et l'utilité des lois hygiéniques et des réglements de police qui, tels sages qu'ils soient, n'apparaissent aux hommes ignorants que sous leur aspect vexatoire et tyrannique. Il ne suffit pas, en effet, de faire des lois, il faut les faire aimer et respecter.

La critique a été suffisamment appelée sur notre opuscule pour qu'il ne soit plus besoin aujourd'hui d'en justifier la forme et la teneur, il ne nous reste qu'à témoigner notre reconnaissance aux personnes éclairées qui ont bien voulu nous aider de leurs conseils.

CATÉCHISME

D'HYGIÈNE.

———

PRÉLIMINAIRES.

L'hygiène nous apprend à conserver notre santé, en évitant les causes nombreuses des maladies.

Elle nous enseigne que notre santé est liée:

1º A l'état de l'air, de la chaleur et de la lumière qui nous entourent;

2º Aux matières appliquées sur le corps, vêtements, bains, etc.;

3º Aux aliments et aux boissons;

4º Aux excrétions;

5° **A l'état de veille et de sommeil, et** aux divers actes nécessaires à l'entretien de la vie : l'exercice, le travail ;

6° **Aux impressions morales.**

Il est donc important de connaître au moins le parti que nous devons tirer de ces différentes choses.

Pour leur étude, elles peuvent être groupées sous quatre chefs principaux, selon qu'elles se rattachent à l'*habitation*, aux *vêtements*, aux *aliments*, à la *personne*.

De l'Habitation.

D. Quelle est l'influence de l'habitation sur la santé ?

R. Elle est importante sous le rapport du bien-être matériel et moral ; c'est-à-dire qu'on se porte mieux, et qu'on vit plus heureux dans une maison disposée convenablement.

D. Faut-il donc une maison somptueuse pour être content et se bien porter ?

R. Heureusement non ! Presque toutes

les habitations peuvent être arrangées sainement et agréablement, cependant, il en est qu'on ne saurait trop se hâter de fuir.

D. Quelles sont ces habitations si insalubres ?

R. Celles qui sont situées dans des lieux bas, humides, surtout quand l'eau suinte à travers les murailles ;

Celles où l'air mal renouvelé ne suffit pas à une bonne respiration ;

Celles où se dégagent de mauvaises odeurs, comme les émanations de latrines, de fumiers et autres ;

Celles qui sont creusées sous le sol, ou enclavées entre de hautes murailles qui ne permettent pas aux rayons du soleil d'y pénétrer.

D. Quelles sont au contraire les principales conditions d'une bonne habitation ?

R. Autant que possible l'habitation doit être élevée, d'une aération facile, très-éclairée, exempte d'humidité, convenablement chauffée, tenue avec ordre et avec une extrême propreté.

D. Ainsi pour bâtir vous éviteriez les terrains marécageux ?

R. Oui ; les émanations des marais disposent aux fièvres graves ; aussi, quand on peut choisir le terrain, mieux vaut se placer sur une hauteur et faire face au Sud-Est.

Dans tous les cas, il convient de creuser des caves, ou au moins de relever le sol, qui doit être recouvert, soit d'un plancher, soit de carreaux bien jointoyés.

D. Quelle importance attachez-vous à l'aération ?

R. L'air, pour l'homme comme pour les animaux, est un élément indispensable à la vie ; car un animal placé sous une cloche dont on retire l'air à l'aide d'un instrument de physique, meurt asphyxié à l'instant même.

D. Mais dans les circonstances ordinaires, la respiration ne doit-elle pas s'effectuer également partout ?

R. L'air déjà respiré devient impropre à être respiré de nouveau ; c'est surtout dans les lieux de réunions nombreuses (1) que les effets de l'air vicié se font sentir. On voit souvent des syncopes (faiblesses) produites alors par le défaut d'air.

La mort viendrait bientôt si on n'y portait remède. Ainsi, cent quarante-six prisonniers anglais sont enfermés, par ordre du vice-roi du Bengale, dans une chambre étroite (20 pieds carrés de superficie), n'ayant pour toute ouverture que deux petites fenêtres. Ils y passent quarante-huit heures au milieu des plus cruelles tortures de l'agonie. Quand on ouvrit la porte

---

(1) Les écoles, les salles d'asile méritent une attention toute particulière ; il faut au moins par élève 1 mètre carré de superficie pour 4 mètres de hauteur (4 mètres cubes), et, comme chaque classe a une durée de trois heures, pour arriver au chiffre de 20 mètres cubes d'air, il faut que le renouvellement puisse s'opérer cinq fois, à l'aide d'une ventilation permanente, qui ne peut être obtenue que par un tuyau d'appel s'ouvrant à 3 mètres environ du sol.

Si le nombre d'élèves ne permet pas de donner à chacun l'espace indiqué, on y supplée en multipliant le nombre et les dimensions des cheminées d'appel.

L'ouvrage du docteur JACQUET, de Lure (Haute-Saône), sera consulté utilement, ainsi que l'instruction sur l'*assainissement des salles d'asile*, par PECLET.

de la prison, 98 cadavres gisaient sur le sol, les 48 prisonniers qui restaient succombèrent plus tard à des affections diverses, tant leur santé avait été profondément altérée.

Ainsi les appartements doivent être assez spacieux et assez aérés pour que toutes les personnes qui les habitent puissent y respirer à l'aise.

D. Il faut donc de bien grandes masses d'air pour l'entretien de la vie?

R. Beaucoup plus qu'on ne le pense généralement; les expériences les plus précises portent à 7 mètres cubes ou 10 hectolitres, le volume d'air respiré en une heure par un seul individu.

D. D'après cette indication, ne faudrait-il pas donner aux habitations des dimensions démesurées et impraticables?

R. On peut rendre aux appartements un air propre à la respiration, en le renouvelant, et pour cela les fenêtres doivent être grandes (elle ne paieront pas plus d'imposition que les petites), elles doivent s'ouvrir jusqu'au haut de la pièce, pour chasser les émanations odorantes et humides qui montent avec l'air chaud devenu plus léger. On atteindra parfaitement le but, si les ouvertures (portes ou fenêtres) sont pratiquées sur deux faces opposées de l'habitation ; les cheminées d'appel (tuyaux destinés à conduire l'air d'une pièce au-dessus du toit) seront encore d'un très-grand secours.

D. Les mêmes conditions d'aérage sont-elles applicables aux chambres à coucher ?

R. Oui, et plus que partout ailleurs. Il faut, dès le lever, se hâter de renouveler l'air longtemps renfermé et chargé des émanations de la nuit ; mais le soir, il est prudent de fermer les fenêtres avant que l'air extérieur soit devenu froid et humide.

Il faut en écarter les fleurs, les animaux de toutes espèces (oiseaux, chats, chiens), les brasiers ou réchauds qu'on y aurait allumés et qui pourraient causer la mort.

Il est également nuisible d'y faire sécher le linge et d'y suspendre les hardes aux murs et au plafond. Ces précautions deviennent plus urgentes, quand on est forcé d'habiter la même pièce le jour et la nuit.

D. Y a-t-il quelque disposition qui soit relative au lit?

R. Il faut éviter, soit de placer les lits dans les alcôves et les enfoncements où l'air arrive difficilement, soit de les entourer complètement de rideaux.

Les literies doivent être, chaque jour, exposées à l'air, et la paillasse renouvelée souvent.

Il convient encore de séparer les lits les uns des autres, et d'en mettre le moins possible dans chaque chambre, si elles n'ont pas de grandes dimensions.

D. En demandant de grandes fenêtres n'aviez-vous en vue que l'aération?

R. La lumière doit aussi pénétrer largement dans les maisons. Tout le monde sait que dans les caves obscures les plantes deviennent jaunes et périssent bientôt. Les hommes aussi deviennent *couverts d'humeurs froides*, c'est-à-dire scrofuleux et rachitiques, lorsqu'ils sont privés de l'action bienfaisante du soleil.

D. La lumière étant si précieuse, n'avons-nous pas quelques moyens d'augmenter son influence?

R. Le blanchiment des murailles et du plafond, si utile comme moyen d'assainir l'habitation, multiplie les rayons lumineux qu'il réfléchit; les murs sombres et malpropres les absorbent au contraire.

D. Ce qui vient d'être dit est-il applicable à la lumière artificielle?

R. Cette lumière n'a pas la même influence sur les constitutions, mais elle en a une très-grande sur la vue lorsqu'elle est trop vive ou insuffisante. Il y a donc avantage sous le rapport hygiénique, comme il y en a sous le rapport de l'économie, à employer de bons moyens d'éclairage.

D. Pourquoi faut-il fuir les habitations froides et humides?

R. Parce qu'elles occasionnent une foule de maladies (névralgies, fièvres, rhumatismes, écrouelles); aussi, doit-on bien se garder d'habiter trop vite une construction neuve et de coucher contre un mur humide.

D. L'air chaud et chargé d'humidité est-il aussi dangereux ?

R. Il l'est moins sans doute, cependant il provoque des sueurs continuelles qui affaiblissent le corps et qui nécessitent une nourriture plus réparatrice.

Lorsqu'on y a séjourné un certain temps, il faut avoir soin de se couvrir ou de se donner du mouvement en passant au froid.

D. Après combien de temps peut-on occuper une maison nouvellement bâtie ?

R. Un été, au moins, doit s'être écoulé depuis le plâtrage intérieur.

D. Si, dans une maison, l'humidité envahit une muraille, ne peut-on en diminuer les inconvénients ?

R. On y parvient à l'aide d'un contre-mur ou d'une boiserie distancée du mur humide par un espace vide de 3 à 4 centimètres.

Le goudron, le plâtre, les ardoises, réussissent quelquefois aussi.

La chaleur entretenue dans les appartements est encore un palliatif.

D. La température des habitations est-elle indifférente ?

R. Si le froid ralentit les fonctions, engourdit les membres et s'oppose au travail, il faut savoir qu'une trop grande chaleur peut faire beaucoup de mal; il convient donc d'entretenir une température modérée.

Par une forte chaleur l'air se dessèche et devient nuisible ; on lui rend la quantité de vapeurs qu'il doit contenir, en plaçant près du feu de l'eau dans un vase découvert.

D. Quelles précautions exigent les foyers dans leur disposition.

R. Les foyers, qui sont un moyen de plus de renouveler l'air de la chambre, doivent communiquer directement avec une cheminée, car les réchauds, les fourneaux alimentés par le charbon de bois ou la braise, peuvent produire l'asphyxie, et les accidents nombreux qu'on observe, sont souvent dus à ce préjugé, très-répandu,

2

qui fait croire qu'un fourneau bien allumé et rouge, n'offre plus de dangers.

D. Pourquoi faites-vous une recommandation spéciale de la propreté?

R. C'est la base de la salubrité, elle doit être minutieuse, s'appliquer au sol, aux parois, aux meubles, au linge, briller partout, même à l'extérieur.

D. Quel genre de propreté pouvez-vous exiger à l'extérieur?

R. Que les abords de la maison soient tenus avec soin, qu'on évite d'y laisser séjourner des ordures, afin de ne pas porter à l'intérieur les malpropretés du dehors.

Que les eaux ménagères s'écoulent facilement par un ruisseau bien disposé et souvent lavé;

Que les latrines surtout reçoivent des soins particuliers.

D. Quelles sont donc les dispositions qui leur conviennent?

R. Autant que possible, les latrines comme les fumiers doivent être éloignés des habitations et des ouvertures qui donnent accès à l'air.

Les latrines doivent être closes d'une manière décente ; la lunette bien fermée, et comme des émanations s'en échappent continuellement, elles seront dirigées par un tuyau d'appel d'un décimètre carré au moins, soit dans l'air, soit dans la cheminée voisine.

D. Pourquoi tenez-vous à disposer la maison avec ordre ?

R. Pour faire aimer le foyer domestique, car on s'atttache à une habitation qu'on a su arranger selon ses besoins et ses goûts ; on y reste alors, on y trouve le bonheur et le calme si indispensable à la santé.

D. Comment atteindre ce but ?

R. Il n'est pas besoin de luxe pour cela, il suffit, après avoir donné accès à l'air pur, à la lumière solaire par des vitres bien claires, après avoir blanchi les murs et le plafond (1), de disposer le mobilier, si

(1) Le blanchiment le plus simple s'effectue avec un peu de chaux vive délayée dans l'eau ; c'est un moyen à la portée de tout le monde.

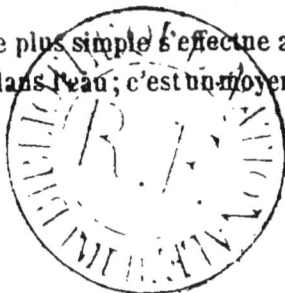

modeste qu'il soit, avec une certaine con-
venance ; voilà pour l'ordre, la propreté
fera le reste.

D. Vous n'attachez donc aucun prix aux
décorations ?

R. Il ne faut point bannir de nos domi-
ciles quelques cadres, une statuette, soit
qu'ils portent l'âme à l'espérance, soit
qu'ils retracent de nobles vertus et nous
excitent au dévouement à la patrie ou à
l'humanité, mais il faut être sévère dans
ses choix et proscrire sans pitié toute image
obscène ou dégradante. Rien n'est plus
propre à épurer notre goût que les objets
d'art les mieux faits, ceux qui imitent le
mieux la nature.

Voici, du reste, un procédé plus avantageux et plus
durable :

Pour peindre 24 mètres carrés, on met dans un vase de
grès 200 grammes de chaux éteinte, on prend 2 litres de
lait écrémé dont on verse une quantité suffisante pour faire
une bouillie claire ; on ajoute peu à peu, en remuant avec
une cuiller de bois, 125 grammes d'huile de lin.

On verse ensuite le reste du lait, et enfin on ajoute
1 kilogramme 1/2 de blanc d'Espagne dit *petit-blanc* (Cette
recette est due à M. CADET DE VAUX).

Les fleurs groupées sur la fenêtre ou autour de l'habitation reposent la vue et l'intelligence, aussi les maisons entourées de jardins sont-elles justement recherchées.

Des vêtements.

D. Quels soins demandent les vêtements?

R. Une grande propreté et un choix en rapport avec le climat, les saisons, l'âge, le sexe, la constitution.

D. La propreté doit-elle être également sévère pour tous les vêtements?

R. Oui, mais plus particulièrement pour ceux qui sont en contact avec la peau (la chemise, les bas), aussi faut-il les changer souvent. L'état de maladie n'est pas un obstacle à ce précepte, comme on le croit quelquefois; il faut au contraire redoubler de soins à cet égard, et par prudence n'employer que du linge parfaitement sec et légèrement chauffé.

D. Quelles précautions sont commandées par le climat où nous vivons?

R. Celle de prendre de bonne heure et

de quitter tard et peu à peu, les vêtements d'hiver ;

Les chemises de coton produisant sur la peau une impression moins froide que celles de lin ou de chanvre, sont préférables dans cette saison ;

Une certaine ampleur est aussi favorable au maintien de la chaleur.

D. Relativement à l'âge, quels doivent être les vêtements ?

R. C'est par erreur que l'on pense fortifier les jeunes enfants en les emprisonnant dans des langes serrés (maillots); après les premiers jours, il est bon de leur donner de la liberté et de les habituer au contact de l'air.

Dans un âge plus avancé, les vêtements doivent être en rapport avec le genre d'occupation de chacun et ne gêner en rien les mouvements. On ne saurait croire combien des habits mal ajustés font dépenser de temps et de force en pure perte.

D. Quelles constitutions exigent des des vêtements spéciaux ?

R. Les enfants faibles ou les personnes qui s'enrhument facilement, doivent, autant que possible, porter des gilets de flanelle, même en été ;

Ceux qui sont disposés à avoir des coliques et de la diarrhée, se couvriront le ventre d'un morceau de la même étoffe.

Quelques personnes sont toujours incommodées par le froid de pied; elles s'en garantiront, ainsi que de l'humidité, par des chaussures garnies de liège ou de bois, aussi les sabots sont-ils d'un très-bon usage.

D. Est-ce aux pieds seulement que l'humidité est nuisible ?

R. Il est également très-malsain de conserver et de laisser sécher sur le corps des vêtements mouillés, soit par la pluie, soit par la transpiration. On doit en changer au plus-tôt.

D. Y a-t-il des inconvénients à trop serrer certaines parties du corps?

R. Il y a du danger à porter des cravates trop serrées; il en est de même des corsets, lorsqu'ils compriment outre mesure, ils déforment les jeunes filles et les prédisposent aux maladies de poitrine.

Les jarretières, par une forte compression, amènent des varices.

Les chaussures trop étroites ont aussi l'inconvénient de produire les cors et de gêner la marche.

Dans les exercices de gymnastique, dans les travaux qui exigent un grand déploiement de force et des mouvements étendus, une large ceinture modérément serrée soutient les efforts musculaires et prévient des accidents.

Des aliments.

D. Quelles conditions doivent remplir les aliments?

R. Ils doivent être de bonne qualité et préparés simplement;

Ils doivent aussi être variés, c'est-à-dire pris parmi les végétaux et les animaux;

On ne doit pas les conserver suspendus au plafond des chambres à coucher, comme on le fait dans les campagnes.

D. A quoi reconnaît-on de bon pain?

R. Le pain doit être bien cuit, suffisamment léger, avoir bonne odeur et un goût agréable, la blancheur n'ajoute rien à la qualité;

Il se conservera mieux et sera de plus facile digestion s'il contient un peu de sel.

Le pain chaud, même le meilleur, mangé en grande quantité est indigeste.

D. Dites quelques-unes des précautions à prendre dans le choix des matières pour la préparation du pain?

R. Les farines échauffées et humides donnent de mauvais pain;

Les blés noirs et les seigles dits ergotés, doivent être repoussés avec soin;

Le levain ou la levure gâtés, ont souvent donné ce pain lourd, qui reste pâteux, qui exhale une odeur repoussante et qui moisit rapidement.

D. Le pain ne suffisant pas seul à une bonne alimentation, quelles qualités recherchez-vous dans les viandes?

R. Celles qui proviennent d'animaux

très-jeunes et encore gélatineux, comme le petit veau, le veau mort né, se digèrent mal, elles peuvent donner des diarrhées si on en continue l'usage;

Celles des animaux qui ont été longtemps malades sont peu nourrissantes, si elles sont pâles et molles, elles doivent être rejetées (1).

D. L'usage de la viande est-il également nécessaire dans toutes les conditions de la vie?

R. Il est reconnu que c'est une économie de faire usage de la viande puisqu'elle permet un travail infiniment plus productif. Elle est nécessaire dans les professions fatigantes, dans les villes plus que dans les campagnes, dans les climats froids et pendant l'hiver plus que dans les pays chauds et pendant l'été;

Il en faut surtout pour ceux qui se

---

(1) Les viandes qui ont de l'odeur et qui sont corrompues, sont impropres à l'alimentation. Si l'odeur est faible, on peut la faire disparaître en mettant dans le pot-au-feu quelques morceaux de charbon de bois.

trouvent dans des conditions malsaines
produites soit par la profession, soit par
des circonstances accidentelles comme
pendant les épidémies.

D. Quels soins doit-on apporter au choix
et à la préparation des légumes?

R. Ils doivent être sains, arrivés à maturité et bien cuits (1).

D. Tous les fruits sont-ils également
bons?

R. La première qualité d'un fruit, c'est
la maturité;

Les fruits verts, ceux qui tombent atta-
qués par les insectes, rendent beaucoup
d'enfants malades;

Les fruits rouges au printemps, pris
modérément, ne peuvent qu'être utiles; il
faut être plus sobre de quelques-uns de
ceux d'automne (prunes, raisins); pris en
grande quantité, ils provoquent la diarrhée.

---

(1) Certaines eaux cuisent difficilement les légumes
recouverts d'une enveloppe dure (haricots, pois); on y
remédie en mettant dans l'eau, soit une pincée de potasse,
soit un nouet de cendres de bois.

D. Ce qui a été dit de l'alimentation peut-il s'appliquer également à tout individu ?

R. Non, il est des personnes qui digèrent difficilement certains aliments, elles doivent être réservées dans leur usage.

D. Quelle attention doit-on apporter à la digestion ?

R. C'est une fonction très-importante et qui a ses règles particulières ; ainsi, il ne faut pas manger avant que la digestion du repas précédent ne soit complètement terminée. On voit plus de personnes succomber par suite des excès de table que par l'épuisement de la faim ; aussi les repas ne doivent-ils jamais être trop copieux, surtout au moment de se mettre au lit.

Autant que possible ils auront lieu aux mêmes heures.

D. Quelle en sera la distance ?

R. Chez les enfants(1) la digestion étant

(1) Les enfants à la mamelle ne doivent pas être mis trop tôt aux aliments solides ; le meilleur supplément au lait de la mère, quand il est insuffisant, c'est le lait ordinaire, le lait de vache ou de chèvre, soit pur, soit coupé d'eau d'orge.

plus active, ils doivent être plus rapprochés que chez les adultes; chez ceux-ci, un intervalle de quatre ou cinq heures est indispensable entre chaque repas, suivant la nature des aliments, car nous avons déjà dit que l'usage de la viande soutient plus longtemps les forces;

Après une vive impression morale il est prudent de différer le repas.

Dès qu'on est indisposé, il faut diminuer la quantité des aliments et même faire diète.

D. Quelles précautions réclame sous ce rapport la convalescence ?

R. Dans la convalescence d'une maladie grave, il ne faut manger que ce qui est prescrit par le médecin.

Plusieurs enfants sont morts en peu d'heures pour n'avoir pas suivi rigoureusement l'ordonnance et avoir mangé plus qu'ils ne devaient.

D. N'est-il pas nécessaire de surveiller aussi les évacuations naturelles ?

R. En santé une ou deux selles ont ordinairement lieu chaque jour; tout obstacle

5

apporté à ces évacuations peut entraîner de grands inconvénients;

Il est très-dangereux de résister au besoin d'uriner; les enfants ne doivent pas l'oublier, des maladies graves peuvent en être la suite.

D. Quelle boisson doit-on préférer?

R. La plus simple est la meilleure, ainsi l'eau pure mérite la préférence dans beaucoup de cas et spécialement dans l'inaction habituelle.

D. Et dans les autres circonstances?

R. Des boissons légèrement excitantes (l'eau vineuse ou très-peu alcoolisée, le cidre, la bière, et même le vin pur, suivant les localités), prises avec modération pendant les repas, conviennent à ceux dont le travail est fatiguant et prolongé. L'usage du café donne aussi de très-bons résultats;

On doit d'ailleurs tenir compte des exigences de la saison, de l'âge et de la constitution des personnes.

En dehors des repas on ne doit faire

ȯusage d'aucune boisson sans une absolue nécessité.

D. Toutes les eaux sont-elles également bonnes ?

R. Une eau est potable, quand elle est limpide, sans odeur ni saveur désagréable ;

Quand elle cuit les légumes et dissout le savon.

Il faut rejeter de l'usage alimentaire les eaux stagnantes et corrompues.

C'est pourquoi on doit, avec grande attention, éloigner des puits les dépôts de fumiers, les égoûts, les latrines dont les infiltrations iraient infecter les eaux.

D. Que direz-vous des eaux-de-vie et des liqueurs?

R. Même à doses modérées, elles ne sont jamais utiles et très-souvent elles sont nuisibles ; il faut les proscrire.

D. Mais ne dit-on pas qu'un verre d'eau-de-vie, le matin, réchauffe et fortifie?

R. C'est une habitude détestable que celle des spiritueux à jeun ; sous un faux prétexte de chaleur, ils peuvent désorganiser l'estomac; des embarras du ventre, des vomissements et le cancer en sont quelquefois les conséquences (1).

D. Mais l'habitude ne permet-elle pas d'en supporter les effets?

R. L'habitude mène à l'ivrognerie, de tous nos vices le plus hideux; de là naissent les tremblements nerveux suivis souvent de la mort, ou, ce qu'il y a de pis encore, de la folie.

On voit dans les maisons de fous, beaucoup de gens que l'ivrognerie y a conduits.

De la personne.

D. Quels soins doit-on apporter à sa propre personne ?

R. Entretenir sur tout le corps une extrême propreté;

Développer les membres par un exercice approprié;

---

(1) Les 5 ou 10 centimes dépensés chaque jour en petit verre du matin, réunis le Dimanche, ajouteraient au pot-au-feu 1 kilogramme de viande dont toute la famille viendra profiter avec joie.

Accorder au repos et au sommeil le temps nécessaire à la réparation des forces;

Cultiver son intelligence ;

Contracter de bonne heure de bonnes habitudes.

D. Quel est l'avantage de la propreté?

R. A part l'aspect repoussant des personnes qui se négligent, la peau offre à sa surface une matière grasse qui s'altère et gêne la transpiration, circonstances qui deviennent la cause de maladies nombreuses.

D. Il faut donc se laver souvent?

R. La figure et les mains tous les jours, et plus au besoin: il est des professions où on doit le faire avant chaque repas ;

Les pieds seront lavés une fois la semaine, et le corps, chaque mois par un bain complet.

D. Quelle doit être la température du bain?

R. Le bain tiède doit avoir de 28 à 32 degrés centigrades, température qui s'apprécie par un sentiment de bien-être; trop chaud, il pourrait-être nuisible et produire des accidents;

En été les bains froids doivent être de courte durée, si on ne nage pas.

D. Peut-on se baigner indistinctement à toute heure et sans précautions?

R. Il ne faut jamais se baigner que trois ou quatre heures après le repas;

Ne jamais se mettre dans l'eau froide si le corps est en transpiration;

Eviter, autant que possible, les rayons d'un soleil ardent.

D. La chevelure peut-elle être négligée impunément?

R. Il faut, au contraire, débarrasser les cheveux, à l'aide du peigne, de toutes les malpropretés dont le séjour peut amener des maladies, et ne pas croire que la vermine soit une cause de santé.

D. Que doit-on faire pour l'entretien des dents ?

R. Les nettoyer tous les jours à l'aide d'une brosse ou d'un linge ; éviter le contact des liquides très-froids.

D. Qu'entendez-vous par exercice convenable?

R. Un exercice ou un travail proportionné à l'âge, au sexe et à la force de chacun, de manière à fortifier les organes.

D. Quels sont les exercices dans l'enfance?

R. Tous ceux que comprend la gymnastique, la marche, le saut, la course, le chant, la natation, les ascensions aux mâts, aux cordages, etc.; ils contribueront à former des hommes robustes, et feront une utile diversion aux études intellectuelles.

Des gymnases devraient être établis dans toutes les maisons d'éducation des deux sexes, car les jeunes filles ne sauraient trop prendre d'exercice à l'époque du développement, condamnées qu'elles seront, plus tard, à des habitudes sédentaires.

D. Et dans l'âge adulte?

R. Les travaux journaliers de chaque profession maintiendront la santé, pourvu qu'ils soient renfermés dans de justes limites et interrompus par des instánts consacrés soit à l'étude, soit à des exercices qui développent d'autres organes.

Les ouvriers qui sont renfermés dans leurs ateliers une grande partie de la journée, doivent profiter des interruptions de travail, pour faire une promenade au grand air.

D. Il y a donc des inconvénients à se livrer à des travaux trop pénibles et trop prolongés?

R. Loin de se fortifier on s'expose, par les excès de fatigue, à des maladies nombreuses et à une vieillesse anticipée, ce qui arrive surtout quand on fait travailler les enfants trop jeunes.

Des interruptions régulières sont indispensables, car l'expérience a prouvé que le travail le plus fatigant peut-être supporté par l'homme ou par les animaux, s'il est suspendu par des repos assez rapprochés et revenant périodiquement.

D. L'exercice produisant souvent la transpiration, n'y a-t-il aucune précaution à prendre à cet égard?

R. La suppression de cette fonction peut avoir des suites très-graves : (des maux de gorge, des rhumes, des fluxions de poitrine.)

Pour les éviter il faut, quand le corps est en sueur, ne jamais s'exposer à un courant d'air froid ; ne pas trop se découvrir ; ne pas se coucher sur la terre humide et à l'ombre ; et surtout se bien garder de prendre une boisson très froide, ce qui peut donner lieu à une maladie mortelle.

D. Le repos absolu ou le sommeil est-il indispensable à la vie?

R. On ne peut, sans danger, prolonger l'état de veille au-delà des limites indiquées par l'âge et par la constitution des sujets.

D. Quelle doit être sa durée et sur quels lits faut-il s'y livrer?

R. La durée décroît dans les premiers temps à mesure que l'âge augmente; neuf à douze heures pour les enfants et sept heures pour les adultes;

Pour ceux-ci, des lits où la tête soit relevée par une pente convenable; pour ceux-là, des lits disposés horizontalement. Généralement les couches trop molles sont moins salubres que les lits un peu durs.

D. Quelle heure doit-on préférer pour le sommeil ?

R. Il ne faut point intervertir l'ordre tracé par la nature et faire du jour la nuit. Autant que possible, on doit se lever et se coucher de bonne heure, surtout pour les travaux manuels.

Les saisons, l'âge et les professins modifient les habitudes.

D. Est-il bon de dormir au milieu du jour?

R. C'est une habitude vicieuse que de faire la sieste ou méridienne, pour les personnes oisives principalement; elle occasionne des aigreurs, de la pesanteur de tête et nuit au sommeil nocturne. Cependant, à l'époque de la moisson, quand les cultivateurs travaillent avant le jour, ils doivent retrouver, en fuyant une chaleur excessive, ce qui manque à leurs nuits.

D. N'ont-ils alors aucune précaution à prendre ?

R. Ils doivent, avec un soin égal, éviter l'action du soleil sur la tête pendant l'immobilité du sommeil, et l'humidité de la terre qu'ils viennent de dépouiller des récoltes.

D. Pourquoi devons-nous cultiver notre intelligence?

R. L'instruction en élargissant le cercle de nos connaissances, l'éducation, en imprimant à nos actes un cachet de moralité qui nous relève à nos propres yeux, tendent à nous rendre meilleurs, tout en contribuant au maintien de la santé.

D. Comment l'instruction et l'éducation peuvent-elles réagir sur la santé?

R. Elles établissent dans le jeu de nos fonctions un équilibre nécessaire, car il est toujours fâcheux que l'accroissement de quelque organe ou quelque faculté ait lieu aux dépens des autres. Quand l'entêtement ou l'ignorance l'emportent sur la raison, ils peuvent arriver à ce point de nous faire négliger les soins de notre propre conservation.

D. Comment cela ?

R. Une foule de préjugés se sont perpé-
tués jusqu'aujourd'hui et ne peuvent être
déracinés que par l'instruction ;

La vaccine, par exemple, est encore
négligée comme inutile ou repoussée par
beaucoup de personnes, comme coupable
des maladies qu'elle n'est point appelée à
prévenir(1).

C'est encore par suite de préjugés qu'on
préfère aux avis des médecins qui ont pour
eux l'étude et l'expérience, les conseils des
charlatans et des commères.

D. L'instruction ne profite-t-elle qu'à
l'individu ?

R. Si l'homme se doit à lui-même de
cultiver les facultés éminentes qui le dis-
tinguent du reste de la création, c'est aussi
un devoir sacré envers la société que de
contribuer, pour sa part, aux progrès et à

(1) Si cette opération offrait des dangers, on ne verrait
point toutes les personnes éclairées et les médecins
eux-mêmes se hâter de faire vacciner leurs enfants, pour
les soustraire à la contagion d'une horrible maladie qui
défigure ceux qu'elle ne tue pas.

la perfection des professions, des sciences
et des arts qui font le bien-être de l'humanité.

D. Dans cette direction n'y a-t-il pas
d'écueils à éviter?

R. Chaque intelligence a ses limites
qu'il est dangereux de franchir, aussi,
après les premiers éléments qui sont à la
portée de tous, faut-il bien se garder de
confondre avec l'aptitude réelle les voca-
tions factices, qui ne traduisent souvent
que l'ambition irréfléchie des parents.

D. Quelles habitudes faut-il se créer?

R. Il faut de l'ordre dans tous les actes
de la vie, dans les repas, dans le sommeil,
dans le travail et dans le repos (comme il
est dit plus haut), il en faut encore dans
les divertissements qu'il est sage de modérer, ainsi que ses désirs et même ses
impressions.

D. Quels sont les effets de l'ordre?

R. Par l'ordre tous les instants se trouvent utilisés, la vie est doublée; par l'ordre
on évite les excès de toute nature qui
usent les forces et l'intelligence; par

l'ordre nait le calme intérieur qui résulte de l'accomplissement des devoirs, calme sans lequel il n'est pas de santé parfaite.

D. Quel avantage trouvez-vous à poser des limites aux plaisirs ?

R. Les délassements attendus soutiennent le courage, mais ils doivent être paisibles et limités, car s'ils sont trop bruyants, s'ils se prolongent trop, ils fatiguent à la fois le corps et l'esprit.

D. S'il vous est possible de borner vos désirs, comment pouvez-vous modérer vos impressions morales ?

R. L'homme qui a conscience de sa dignité, celui qui veut vivre longtemps, doit toujours être maître de lui-même.

D. Contre quelles impressions morales faut-il surtout se prémunir ?

R. Contre la colère, la peur et le découragement, qu'un instant de réflexion suffit à dompter dans les premiers temps.

D. Il semblerait que les effets de la colère sont plus à redouter pour les autres que pour soi-même ?

R. Un accès de colère peut être suivi d'accidents graves, surtout s'il a lieu après un repas; il peut même donner la mort.

D. D'où nait la peur?

R. Elle est souvent causée par les récits plus ou moins effrayants de faits réels ou imaginaires, en présence des enfants. C'est principalement après les repas et au moment de se coucher qu'ils sont dangereux.

On ne peut espérer prévenir les impressions de cette nature qu'en réprimant les écarts de l'imagination et leur tendance au merveilleux.

Il faut aussi éviter les surprises par des cris, des secousses brusques, des apparitions subites.

D. Quels peuvent en être les résultats?

R. Des troubles nerveux plus ou moins durables, le bégaiement, le somnambulisme et même l'épilepsie.

D. Que peut produire le découragement?

R. La négligence de ses devoirs, de sa famille et de soi-même, et lorsqu'on s'y abandonne, le désordre des idées, la perte de la raison.

D. Est-il au moins possible de lutter contre cette disposition ?

R. S'appliquer de bonheur à procéder en toute chose avec franchise et loyauté :

A aimer ses semblables et à les secourir ;

A reconnaître qu'il y a toujours des hommes plus malheureux que soi ;

Que l'adversité s'épuise comme la prospérité ;

Qu'il faut donc se raidir contre elle ; chercher, par un travail honorable, et espérer sans cesse des jours meilleurs, sans parler ici d'espérances d'un ordre plus élevé.

APPENDICE.

Les ressources alimentaires et autres que l'homme sait trouver dans les animaux domestiques nous paraissent nécessiter un appendice où leur hygiène soit traitée d'une manière spéciale, dans ce petit ouvrage destiné à la ville et à la campagne.

HYGIÈNE DES ANIMAUX DOMESTIQUES.

PRÉLIMINAIRES.

Les animaux qui sont appelés domestiques, n'occupent pas tous le même rang dans la création, ou plutôt dans l'étude de la nature. Les uns appartiennent à la grande division des mammifères, les autres à celle des oiseaux. Les premiers quoique réunis par un point commun, n'ont pas tous la même structure. On appelle les uns ruminants, à cause de la singulière disposition de leur estomac qui permet aux aliments avalés récemment, de revenir dans la bouche pour y être machés de nouveau : ce sont les bœufs, les chèvres, les moutons. Cet ordre contient les animaux les plus utiles à l'homme qui se nourrit de leur chair et de leur lait, qui les emploie comme bêtes de somme et qui se couvre de leurs dépouilles.

Le cheval qui partage nos fatigues dans la paix, nos dangers dans les combats; le porc dont la chair se sert à la table du riche comme à celle du pauvre, ne jouissent plus de cette faculté. Ils sont rangés dans l'ordre des pachydermes.

La division des mammifères nous fournit aussi des défenseurs zélés de nos intérêts. Pris dans l'ordre des carnassiers, le chat, le chien savent se plier au régime, à l'habitation de leur maître.

Parmi les oiseaux, nous avons réduit

plusieurs espèces à l'esclavage. Dans l'ordre des gallinacées, dont notre coq est le type, nous avons asservi le dindon, le paon, la pintade et le pigeon, remarquable par sa fécondité.

Les palmipèdes nous donnent les canards, les oies, les cygnes, dont le duvet nous est précieux.

Venus les uns du Nord, les autres du Midi, ces animaux nous rendent avec usure la protection intéressée que nous leur accordons; mais la diversité dans les espèces, dans l'organisation, amène des différences dans les soins à leur donner comme il y en a dans les produits qu'on en retire. On ne saurait donc trop s'attacher à étudier les conditions qui leur conviennent.

Notre cadre, cependant, ne pouvant se prêter à une étude aussi étendue, il ne sera ici question que des animaux des deux premiers ordres précités.

HYGIÈNE DES ANIMAUX DOMESTIQUES (1).

D. Les préceptes de l'hygiène ne sont-ils pas applicables aux animaux qui nous sont utiles?

R. Ce serait mal connaître ses intérêts que de négliger l'hygiène des animaux domestiques.

D. En quoi consiste-t-elle ?

R. Elle réside dans la disposition des locaux, (écuries, étables) dans les soins de propreté de ces constructions, des litières et du corps de l'animal ;

Dans l'exercice ou le travail ;

Dans le choix des aliments.

D. Dans quelles conditions doit-on bâtir les étables et les écuries ?

R. Il faut choisir les lieux secs et élevés et, si on est forcé de construire sur un terrain bas, relever le sol afin d'éviter l'humidité.

(1) Nous avons puisé ces documents dans les beaux travaux de notre collègue et ami M. Loiset.

D. Quelles seront les dispositions du pavage?

R. Le pavage se fait en grès, en briques, en bitume, et quelquefois en bois. La brique de champ paraît mériter la préférence; elle sera fixée avec la chaux de Tournai, dite hydraulique; une pente convenable (environ 4 centimètres par mètre) dirigera les liquides derrière les animaux dans un ruisseau bien établi. Ce fil d'eau ira lui-même se rendre dans une citerne placée à l'extérieur. Quand son ouverture est à l'intérieur, on la ferme quelquefois, soit par une cuvette hermétique(1), soit par un tuyau plongeur, mais ces précautions perdent de leur utilité si l'on a de bons moyens d'aérage.

(1) La cuvette hermétique se fait très-facilement à l'aide de deux dalles placées en V, dont l'espace intérieur est séparé en deux loges par une autre dalle qui ne touche pas le fond, de manière que les liquides entrent d'un côté, passent sous la cloison et sortent de l'autre côté, quand il en arrive de nouveaux.

Le tube plongeur est un tuyau de pompe dont l'extrémité inférieure arrive près du fond de la citerne, de manière à être toujours baigné par les liquides.

D. Quelles dimensions auront les écuries ou étables ?

R. Proportionnées au nombre et au poids des animaux, elles doivent leur fournir un volume d'air suffisant à la respiration. Ce volume peut être évalué à plus de **22** mètres cubes pour chaque cheval ou bête de l'espèce bovine (4 mètres cubes par **100** kil. vivant), à **3** mètres cubes pour les moutons, à **5** mètres cubes pour les porcs, dimensions qui seraient bientôt insuffisantes si l'air n'était pas renouvelé d'une manière convenable.

D. Comment ce renouvellement devra-t-il s'opérer ?

R. A l'heure du pansage, quand on change la litière, il est bon, pendant la belle saison, de mettre les animaux dehors, et alors on donnera accès à l'air par toutes les ouvertures. A cet effet, des fenêtres mobiles et à bascule seront pratiquées aux deux extrémités de l'écurie, et il est bon de noter qu'elles ne doivent pas descendre trop bas, afin qu'une lumière trop vive, ou

la vue des objets extérieurs ne viennent
pas troubler le calme indispensable à l'en-
graissement ou à la sécrétion laiteuse.

D Pendant l'hiver ou pendant le séjour
des animaux, comment remplacer cette
ventilation ?

R. Elle leur occasionnerait des accidents, et surtout des maladies de poitrine,
en les privant de la chaleur assez élevée
qui leur est nécessaire ; aussi toute l'attention doit-elle se porter à opérer cette aération d'une manière uniforme et graduée.
En Angleterre, on emploie avec avantage des persiennes mobiles situées en
regard à la partie supérieure des étables,
qui ont 4 mètres d'élévation, et au moyen
desquelles on modère à volonté l'accès de
l'air. Chez nous, où les étables ont souvent moins de hauteur, on obtient cette
ventilation à l'aide de tuyaux d'appel per-
cés à la partie supérieure du local en
nombre proportionné à celui des animaux
(un par couple) ; ces cheminées sont ali-
mentées par d'autres tuyaux ménagés dans

ou contre le mur du fond, de telle sorte que, prenant l'air du dehors par leur ouverture supérieure, pratiquée soit dans la cour, soit mieux encore dans une pièce voisine, ils viennent l'amener, par l'orifice inférieur, à **2** mètres du sol, après un parcours en forme de **Z**.

Ces systèmes sont préférables aux meurtrières placées sous le nez des animaux et qui ne sont pas sans inconvénients.

D. Que doivent embrasser les soins de propreté?

R. Ces soins multipliés dont l'importance s'accroît en temps de maladie, conssistent à blanchir souvent à la chaux les parois de l'écurie; à laver souvent l'auge ou mangeoire; à procéder minutieusement à l'enlèvement de l'eau qui s'y corrompt, qui dégoûte les animaux et les empêche de manger et de boire; à laver également le sol et le fil d'eau; à renouveler les litières qui doivent être bien sèches et abondantes, principalement pour les moutons, afin d'absorber les urines; à opérer sur le corps de

l'animal, ces frictions et ces lavages des
narines, des yeux et de la bouche qui cons-
tituent le pansage et qui importent au
maintien de la santé, pansage qui ne doit
pas être négligé pour les bêtes à cornes.

D. Quel est l'effet du travail sur les
animaux ?

R. Dans de justes limites, il développe
leurs forces et leur énergie. S'il est poussé
trop loin, les bêtes dites surmenées, sont
singulièrement prédisposées à contracter
des maladies. Les bêtes à l'engrais restent
au contraire dans l'inaction qui favorise
l'obésité.

Les vaches laitières peuvent travailler,
leur santé s'en améliore, mais c'est aux
dépens d'une partie du lait.

Lorsque le travail a déterminé la sueur,
il faut éviter les refroidissements, et faire
rentrer les animaux, qu'il est bon de fric-
tionner avec un bouchon de paille avant
de les couvrir.

Dans cet état, il convient de différer le
repas, et il serait dangereux de leur donner
une boisson froide.

D. Ne pourriez-vous préciser quelques données sur le travail des animaux ?

R. Le travail dont le cheval est capable, comme moteur, vaut sept fois celui de l'homme; celui du bœuf vaut les deux tiers de celui du cheval, s'il est vrai qu'il traîne des charges plus fortes, il va moins vîte; il ne donnera pas, au besoin, l'élan pour sortir d'un mauvais pas, mais ses efforts sont plus soutenus et plus réguliers.

On estime que le cheval au pas sur un terrain uni peut travailler douze heures par jour en trainant 2000 kilogrammes.

Si on veut doubler la vîtesse, il faut diminuer à la fois le poids, qui ne sera plus que de 1000 kilogrammes, et la durée du travail qui ne sera plus que de six heures.

Sous une vîtesse quadruple, il faudra donner à peine 500 kilogrammes de charge pendant trois heures de travail ; ces chiffres même dépasseraient les forces de l'animal si le travail n'était pas interrompu par des jours de repos.

D. N'y a-t-il pas aussi des différences qui

naissent de la nature de la surface sur laquelle roule la voiture?

R. Il est du plus haut intérêt d'avoir de bonnes routes, puisque sur un chemin de terre il faut, *en moyenne*, dix fois plus de tir que sur une route pavée, et sur celle-ci dix fois plus que sur des rails en fer.

La pente des surfaces doit modifier-le tir, et par conséquent la charge ainsi que la vitesse des transports.

D. Quels soins faut-il apporter à l'alimentation ?

R. La nourriture doit être de bonne qualité et donnée régulièrement, elle doit être assez abondante, car elle se retrouve soit dans la quantité de travail dont l'animal est capable, soit dans l'accroissement de son poids, soit dans les produits lactés ou laineux, soit enfin dans la qualité des fumiers.

D. Quel genre de nourriture convient aux animaux dont vous parlez ?

R. En exceptant le porc qui peut se nourrir également de matières animales et

végétales ; les autres, c'est-à-dire les ruminants et le cheval, après le sévrage, s'ali-
mentent exclusivement dans le règne vé-
gétal. Ils trouvent dans un grand nombre
de plantes et dans plusieurs de leurs
parties, des ressources qui facilitent leur
élève ; dans certains cas, c'est la racine ou
ses développements (betteraves, carottes,
navets, pommes de terre); dans d'autres,
la tige et ses dépendances (le foin, la paille
de toutes les graminées) ; plusieurs légu-
mineuses (les pois, les vesces, les fèves) ;
tantôt les semences, les fruits, les jeunes
pousses, l'écorce, la feuille, la plante
entière; tantôt enfin les résidus de plantes
qui ont fourni à notre industrie quelques-
uns de leurs principes les plus précieux.

La science de celui qui nourrit le bétail
consiste à varier, à combiner ces divers
moyens suivant les saisons, suivant les
ressources locales et surtout suivant les
produits qu'il recherche.

D. Précisez quelques indications à cet
égard ?

R. Toutes ces substances ne nourrissent pas également à poids égal : ainsi, pour remplacer 100 kil. de foin, il faut donner 600 kil. de betteraves rouges (le jus des betteraves blanches ayant plus de densité il n'en faut que 400), ou bien 700 de navets, ou encore 800 de carottes, tandis qu'il ne faut que 65 kil. d'avoine, ou 45 de froment, ou seulement 22 kil. de tourteaux, soit de pavots, soit de colzats(1). La ration d'entretien est de 1 kil. de foin par 100 kil. du poids brut de la bête pendant les grandes chaleurs ; elle est au moins du double pendant les temps de gelée. En moyenne on la compte de 1 kil. 75.

L'expérience a appris ensuite que les produits lactés ou graisseux sont sensible-

(1) Les proportions ici données ne sont pas admises par tous les auteurs ; M. DEMESMAY de Templeuve, estime que 600 kil. de carottes valent 100 kil. de foin ; M. Emile JAMET, dans son cours d'agriculture, admet que pour remplacer 5 kil. de foin, il faut 10 kil. de pommes de terre crues et 8 kil.1/2 de pommes de terre cuites, 13 kil. 1/2 de carottes, 15 de betteraves, 20 de navets, et seulement 2 kil. de tourteaux de lin.

ment proportionnés à la quantité d'aliments prise par l'animal, de telle sorte que 10 k. de foin ou l'équivalent, doivent fournir 1 kil. de graisse; 1 kil. de foin donner 1 litre de lait.

La pratique avait encore enseigné, et la science est venue expliquer, que la graisse est plus facilement produite par les graines et les tourteaux qui en contiennent, tout formés, les principes constituants.

Une nourriture mixte, c'est-à-dire composée de foin, de racines coupées et de tourteaux, ou de résidus des géniévreries, entretient les bêtes en très-bon état.

On se trouve bien, surtout pour celles destinées à la boucherie, de mêler chaque jour aux aliments une certaine quantité de sel, qui excite l'appétit et facilite les digestions; 60 à 100 grammes pour les grandes espèces, 6 à 10 grammes pour les moutons.

D. N'avez-vous rien à dire des pâturages?

R. A certaines époques de l'année, dans quelques localités, on met les bestiaux dans les pâturages où ils restent jour et nuit ; on doit alors éviter les prairies humides et marécageuses, parce qu'ils y prennent une nourriture peu réparatrice, parce qu'ils y respirent un air de mauvaise qualité et que leurs pieds s'y trouvent continuellement en contact avec un terrain détrempé, conditions qui occasionnent souvent des maladies.

D. L'eau que l'on donne aux animaux ne peut-elle pas influer sur leur santé ?

R. L'eau donnée en boisson doit être propre et de bonne qualité, aussi est-il important que les jus de fumiers n'aillent se rendre dans les abreuvoirs, comme cela se voit trop souvent dans les fermes.

Quand on peut disposer d'un cours d'eau, il est préférable d'y conduire les bestiaux.

D. Vous avez parlé beaucoup de l'expérience, mais avant de l'acquérir on est exposé à bien des mécomptes ?

R. L'art de tirer parti des animaux ne peut, pas plus que les autres, s'acquérir sans pratique. Cependant, il est bon de profiter de l'expérience acquise par nos devanciers, et les bons livres sur la matière ne manquent plus aujourd'hui.

Mais si l'on veut arriver rapidement à une pratique éclairée, il n'est pas de moyen plus sûr que d'inscrire, jour par jour, toutes ses opérations sur un registre spécial, en se rendant un compte exact des bénéfices ou des pertes, en suppléant à la mémoire pour tous les objets de détail ; le journal de chaque année servira de point de départ à toutes les améliorations subséquentes qui atteindront un haut degré de précision.

Cette méthode, dont l'application n'est pas moins importante à l'agriculture qu'à l'élève des bestiaux qui en est un annexe, est appelée à vulgariser les saines doctrines, à multiplier les sources de production et à rendre d'immenses services à la société, en replaçant l'agriculture à la tête des sciences positives.

FIN.

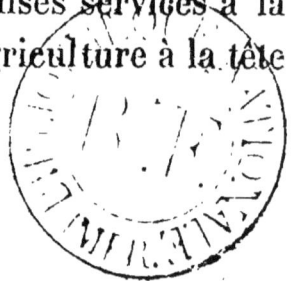

Lille Imp. de Lefebvre-Ducrocq.